AF355843

MÉMOIRE

SUR LE

LAIT DE MARSEILLE

Et remarques sur le lait en général

Par M. A. COMMAILLE,

Docteur ès-sciences, Pharmacien-major à l'Hôpital militaire.

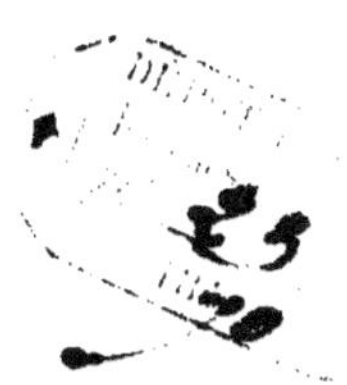

Dans un travail récent, j'ai indiqué quelle était la composition du lait d'Alger. J'ai fait ressortir que cet aliment était bien supérieur au lait d'Alsace et de Normandie dont les analyses ont été faites par MM. Boussingault et Marchand.

Je pouvais croire que le lait marseillais, produit par des vaches vivant sous le climat méditerranéen, offrirait une similitude presque complète avec celui d'Alger. Il n'en est rien. Soit que cela tienne à la différence des races (à Marseille c'est surtout la savoyarde), ou à la stabulation presque constante, soit encore à une nourriture souvent spéciale, on observe dans le lait de Marseille d'abord de grandes variations, mais plus généralement une pauvreté très-grande en principes solides.

On sait que les environs de Marseille sont absolument dépourvus de pâturages. Les vaches, en conséquence, mangent du foin sec, ou de la drèche, ou des tourteaux, très-peu de fourrage vert. Aussi, en traitant le lait algérien par quatre volumes du sulfure de carbone pur (1), les traces de matières qui restent après l'évaporation du dissolvant ont une odeur agréable (j'y ai cependant reconnu une fois très-nettement l'odeur du *smyrnium olusatrum*),

(1) Voir : *Mémoire sur le lait*, Millon et Commaille ; *Comptes-rendus*, août 1864 ; *Moniteur scientifique* ; Pelouze et Frémy, *Traité de Chimie*, 3e édition. t. vi, p. 634 : *Parfum du lait*.

tandis que le lait marseillais, traité de la même façon, donne un résidu ou presque inodore, ou nauséeux.

La lactine offre constamment un poids très-faible. Je l'ai dosée avec la liqueur cupro-potassique, titrée avec le plus grand soin (1). Le procédé d'analyse fut au reste celui que nous avons fait connaître, Millou et moi.

N° 1. Analyse du lait fourni à l'hôpital militaire, le 23 novembre 1866.

Beurre............	=	29,75
Caséine............	=	26,10
Lactine............	=	40,43 rapportée au lait.
Lactalbumine.......	=	2,61
Lactoprotéine et acides organiques........	=	13,05
Cendres............	=	5,66
		117,60

A Alger, je n'aurais pas hésité à déclarer que ce lait avait été un peu écrémé, puis étendu d'eau. Ici, je suis fort embarrassé ; en tout cas, je crois qu'il a été étendu, les cendres ne s'élevant qu'à 5,56. C'est un lait de mauvaise qualité.

N° 2. Lait provenant d'une vacherie du village de Saint-Loup. Vaches en stabulation. 27 novembre.

Beurre............	=	35,00
Caséine............	=	37,80
Lactine............	=	33,41
Lactalbumine.......	=	7,88
Lactoprotéine et acides organiques........	=	12,95
Cendres............	=	6,95
		133,99

Lait de bonne qualité. Le poids du sucre est remarquablement faible.

(1) Je dois remercier M. Caillol, préparateur de chimie à la Faculté des Sciences, pour l'aide qu'il a bien voulu me prêter en cette circonstance comme en tant d'autres.

N° 3. Lait provenant d'une vache savoyarde, nourrie au fourrage vert, en stabulation, rue du Nil. 28 novembre. Premier lait extrait de la mamelle.

Il ne se sépare pas de beurre au lactobutyromètre de M. Marchand.

$$
\begin{aligned}
\text{Beurre} &= 11,55 \\
\text{Caséine} &= 33,15 \\
\text{Lactine} &= 34,43 \\
\text{Lactabulmine} &= 5,01 \\
\text{Lactoprotéine et acides} & \\
\quad \text{organiques} &= 34,10 \\
\text{Cendres} &= 7,15 \\
\hline
&\ 115,39
\end{aligned}
$$

Ce lait avait été trait devant M. le docteur Sifflet, alors médecin aide-major à l'hôpital militaire, qui l'employait à la nourriture de son petit enfant; son origine est certaine. Le poids des cendres (7,15) indique du reste qu'il n'a pas pu être allongé d'eau.

N° 4. Lait provenant d'une vacherie rue Saint-Savournin. Les vaches en stabulation sont surtout nourries à la drèche. 29 novembre. Partie de la traite inconnue ; mais, en tout cas, le lait ne provient pas du mélange de la traite entière.

$$
\begin{aligned}
\text{Beurre} &= 18,20 \\
\text{Caséine} &= 26,40 \\
\text{Lactine} &= 33,80 \\
\text{Lactalbumine} &= 4.30 \\
\text{Lactoprotéine et acides} & \\
\quad \text{organiques} &= 5,13 \\
\text{Cendres} &= 5,73 \\
\hline
&\ 93,56
\end{aligned}
$$

Le beurre est pâle et a mauvaise odeur. Ce lait, d'origine certaine, pourrait être pris pour du lait écrémé, puis étendu d'eau.

N° 5. Lait provenant d'une vacherie, rue du Nil, le 1ᵉʳ décembre.

La traite a été recueillie en trois parts ; elle a eu lieu devant le docteur Sifflet, qui a fait traire la vache à fond.

	1re partie.	2e partie.	3e partie.	Moyenne.
Beurre..	38,70	64,20	82,25	61,71
Caséine	32,80	32,05	30,25	31,70
Lactine...	37,09	32.57	36.83	35,49
Lactalbumine...	5,06	4.51	3,32	4,29
Lactoprotéide et acides organiques...	14,30	16,47	10,00	13.59
Cendres...	5,06	5.64	5,76	5,48
	133,01	155,44	168,41	152,26

Le poids de la lactine et celui des cendres sont encore très-faibles, mais la quantité de beurre est très-remarquable. Ce beurre en outre a bonne odeur.

Le lait n° 3, si faible (11,55 de beurre), provenait de la même vacherie, mais non de la même vache.

N° 6. Lait provenant d'une marchande ambulante, le 4 décembre.

Beurre...........	= 22,20
Caséine...........	= 22,50
Lactine...........	= 33,96
Lactoprotéine et acides organiques..	= 6,07
Cendres	= 6,44
	95,94

On pourrait avancer que ce lait a été écrémé. Mais a-t-il été ensuite étendu d'eau ? Le poids de la lactine n'est pas inférieur à celui trouvé dans les laits dont j'étais sûr. Le poids de la caséine est faible, mais celui des cendres presque normal.

N° 5. Lait donné par le docteur Rousset, professeur à l'École de Médecine, le 6 décembre.

Beurre...................	= 22,80
Caséine...................	= 32,60
Lactine...................	= 35,77
Lactalbumine...........	= 5,43
Lactoprotéine et acides organ.	= 13,82
Cendres	= 6,13
	116.55

N° 8. Lait renommé et connu sous le nom de lait de la tante Thérèse, le 10 décembre.

```
Beurre....................  = 36,35
Caséine ..................  = 37,30
Lactine...................  = 40,85
Lactalbumine..............  =  5,20
Lactoprotéine et acides organ. = 12,28
Cendres ..................  =  6,94
                             ─────────
                              139,12
```

N° 9. Lait de source certaine, provenant d'une vacherie de la rue Bergère, le 10 décembre.

```
Beurre ........ ...........  = 30,25
Caséine...................  = 28,25
Lactine...................  = 37,09
Lactalbumine..............  =  3,05
Lactoprotéine et acides organ.. = 19,30
Cendres ..................  =  6,11
                             ─────────
                              124,05
```

N° 10. Lait provenant du village de Saint-Jérôme, le 11 décembre.

```
Beurre ...................  = 32,50
Caséine...................  = 33,05
Lactine...................  = 32,00
Lactalbumine..............  =  3,61
Lactoprotéine et acides organ.. = 17,90
Cendres...................  =  7,22
                             ─────────
                              126,28
```

N° 11. Lait provenant du quartier des Chartreux, le 11 décembre.

```
Beurre ...................  = 29,60
Caséine ..................  = 24,65
Lactine...................  = 32,00
Lactalbumine .............  =  2,36
Lactoprotéine et acides organ.. = 21,44
Cendres...... ............  =  3,78
                             ─────────
                              113,83
```

Lait étendu d'eau.

Composition moyenne du lait de provenance certaine (n° 3. 4 et 5).

Beurre....... = 30,43 et en déduisant le n° 5 d'une
Caséine...... = 32,08   richesse exceptionn. = 20,00
Lactine...... = 35,20
Lactalbumine. = 4,16
Lactoprotéine et
 acides organ. = 15,53
Cendres...... = 6,11
———————
123,51

Composition moyenne du lait du commerce (n° 1, 2. 6, 7. 8. 10 et 11).

Beurre................... = 29,77
Caséine................. = 30,57
Lactine................. = 35,48
Lactalbumine............ = 4,55
Lactoprotéine et acides organ.. = 13,93
Cendres .... = 6,16
———————
120,46

Enfin, la moyenne de tous ces laits réunis est :

Beurre................... = 30,10
Caséine................. = 31,32
Lactine................. = 35,34
Lactalbumine............ = 4,35
Lactoprotéine et acides organ.. = 14,73
Cendres................. = 6,13
———————
121,97

Il en résulte : 1° que le lait de Marseille est pauvre, mais que la lactine surtout est représentée par un chiffre très-bas ;

2° Qu'on ne peut conclure de la connaissance du lait d'une contrée à celle du lait d'une autre contrée, comme je l'ai déjà fait remarquer au sujet des laits d'Alger, d'Alsace et de Normandie;

3° Que le lait vendu au détail à Marseille ne diffère pas du lait de provenance certaine recueilli dans la même localité. Ils ne valent pas mieux l'un que l'autre, et ce commerce paraît être généralement loyal.

REMARQUES.

Le petit-lait destiné au dosage de la lactine a toujours été porté un instant à l'ébullition avant de le verser dans la liqueur cupro-potassique, l'albumine qui renferme le lait, quelquefois en quantité notable, réduisant cette liqueur. Il est probable que la lacto-protéine agit de même.

Il ne faut pas croire non plus qu'au moment où la liqueur bleue paraît absolument incolore, le cuivre en soit totalement précipité : l'ammoniaque ou l'hydrogène sulfuré indiquent le contraire, les sels de cuivre ayant un pouvoir colorant très faible.

Mais on peut, avec de l'habitude, saisir le moment où tout le cuivre est précipité. Pour cela, on doit, comme le recommande M. Barreswill, opérer dans une capsule de porcelaine. En suivant attentivement la réaction, on voit que tant qu'il y a du cuivre en dissolution, l'oxydule se rassemble facilement. Il est lourd (1), tandis que la dernière goutte de liquide sucré, qui précipite la dernière trace de métal, produit un nuage jaune-orangé formé de protoxyde très ténu, qu'une ébullition longtemps prolongée ne transforme pas en oxyde violet et cristallin. Cet oxyde jaune ne se dépose qu'avec une extrême lenteur. C'est alors seulement qu'on doit cesser l'affusion de la liqueur sucrée, car tout le cuivre est précipité. En se fiant à la décoloration apparente, on peut faire des erreurs notables, les *erreurs personnelles* pour l'appréciation des couleurs, comme pour les observations astronomiques, étant extrêmement variables. Quoique je préfère la dernière manière d'opérer, je dois déclarer que la différence des résultats n'explique pas les écarts en lactine qu'on observe dans les diverses analyses de lait que j'ai relatées.

En somme, je crois maintenant que la saccharimétrie optique est préférable pour la lactine.

Le procédé de M. Péligot, modifié par M. Haidlen, ne peut que donner un poids trop fort de sucre de lait, puisque l'alcool aqueux dissout non-seulement cette substance, mais encore un peu de caséine et quelques sels. Aussi, quand M. Haidlen a trouvé 46 de lactine et de sels solubles dans le lait de vache de Giessen, il est probable qu'il opérait sur un lait pauvre en sucre, comme celui de Marseille, et qu'il n'y a pas d'erreur.

(1) Voir : *Ann. de chim. et phys.*, 4ᵉ série, t. 3, Millon et Commaille, *Recherches chimiques sur le cuivre, la composition de ces oxydes*.

M. Poggiale a trouvé, pour le lait de vache, à Paris, lactine... 52,76
M. Boussingault, pour le lait d'Alsace......................... 51,20 [1]
M. Marchand, pour le lait du pays de Caux...................... 51,85
M. Haidlen (avec les sels solubles), pour le lait de Giessen... 45,00
M. Doyère, pour le lait de Versailles (Institut agronomique). 43,00
J'ai trouvé, pour le lait d'Alger............................. 43,59
   Idem. pour le lait de Marseille....................... 35,30
Tandis que pour le lait de chèvre j'ai trouvé................. 63,94
Et pour le lait de femme..................................... 77,00

La substance la moins variable, avec les races et les localités, paraît être la matière minérale (cendres). Ainsi :

M. Boussingault a trouvé, pour le lait d'Alsace, moyenne... 6,70
M. Marchand, pour le lait du pays de Caux.................. 7,28
J'ai trouvé pour le lait de vache d'Alger................. 6,95
   Idem. pour le lait de Marseille.................... 6,11
M. Doyère a trouvé, pour le lait de Versailles............ 7,00
Quevenne a trouvé à Paris................................. 6,00

Tout compte fait, le lait pur est un aliment très variable et très différent selon les lieux où il est produit. Aussi, comme le dit M. Foussagrives (*Hygiène alimentaire*, page 184) :

« Il semblerait, au premier abord, qu'un aliment aussi usuel
« que le lait, et dont l'étude a été l'objet de nombreux et volumi-
« neux travaux, dût être parfaitement connu sous le rapport de
« sa composition et du groupement de ses éléments constitutifs ;
« il n'en est rien, et chacun des points de son histoire présente
« encore aujourd'hui des lacunes et des divergences ; la variabi-
« lité de la composition de ce produit organique, suivant l'espèce
« qui le fournit, suivant aussi les diversités infinies de l'état
« physiologique de la femelle laitière, explique en partie ce
« désaccord (2). »

(1) M. Boussingault a trouvé que le poids de la lactine de la même vache varie de 54,6 à 47,4.

(2) Un exemple remarquable est rapporté par Doyère chez une femme d'abord bien nourrie, puis mal nourrie, puis s'étant livrée à l'intempérance. Son lait offrit successivement la composition suivante :

	1º	2º	3º
Beurre...................	76,00	50,90	41,90
Caséine..................	8,50	4,10	2,80
Albumine.................	4,00	11,00	3,50
Sucre et sels............	74,60	72,30	80,00
	163,10	138,30	127,70

Et plus loin, page suivante : « On ne saurait rien dire de géné-
« ral des proportions relatives des divers éléments du lait ; elles
« sont infiniment variables , non-seulement entre les laits de
« provenance différente , mais encore entre deux échantillons
« fournis par le même animal. La nature de l'espèce animale qui
« fournit le lait, l'âge de la femelle, sa santé, son mode de nour-
« riture, l'entretien naturel ou factice de la lactation chez elle,
« la manière dont la traite est conduite, sont autant de circon-
« stances qui influent non-seulement sur les quantités. mais
« encore sur les qualités du lait. Le problème, on le voit, est sin-
« gulièrement compliqué. »

Comme exemple des appréciations diverses portées sur le lait
d'une même espèce animale, examinons ce que Réveil dit de
celui de chèvre (1) :

« Il est le plus épais de tous ; il a une odeur hircique très
« prononcée, plus chez les chèvres noires que chez les blanches :
« son beurre est très abondant et blanc : il est riche en matiére
« caséeuse : son sérum est jaunàtre avec une teinte verdàtre : il
« contient moins de sucre que le lait de vache, etc. »

Ces considérations, appliquées au lait de chèvre algérien, man-
quent de justesse. Ainsi. quant à l'odeur, le lait algérien en est à
peu près dépourvu, et les personnes qui ne peuvent tolérer ce lait
dans le centre de la France, le prennent à Alger sans difficulté et
même sans se douter que c'est du lait de chèvre. Nous avons
aussi constaté, Millon et moi, que le sulfure de carbone n'en-
levait aucun parfum à ce lait.

Il n'est pas le plus épais non plus, puisque d'après MM. Henri
et Chevallier le lait de chèvre contient en moyenne et par litre,
résidu fixe = 132^g,0 ; d'après M. Boussingault = 180^g,0 ; d'après
Doyère = 127^g,0 ; d'après Quévenne = 121^g,6 ; d'après Payen
= 144^g,0 et d'après les analyses de Millon et moi = 147^g,85, soit
en moyenne générale = 142,0 ; tandis que le lait de brebis contient, d'après Henri et Chevallier, résidu fixe par litre = 143,8 :
d'après Doyère = 184^g,0, et d'après Millon et moi = 168,85 , soit
une moyenne générale de 165^g,6. Le lait de brebis est donc plus
épais que celui de chèvre.

Il ne faut pas croire cependant que le lait de brebis soit sans
importance économique. Dans certaines contrées, il est fort em-
ployé et à juste titre ; c'est le plus riche en beurre (jusqu'à 75^g.

_____

(1) *Thèse pour l'agrégation.*

Doyère), et il suffit de dire que c'est avec lui que sont fabriqués les fromages de Roquefort répandus dans le monde entier (M. Blondeau, *Monit. scientif.*, 1865, p. 780) (1).

Réveil dit encore que le lait de chèvre contient moins de sucre de lait que celui de vache. C'est une erreur. On peut évaluer la valeur de la lactine dans le lait de vache, d'après les analyses de MM. Boussingault, Poggiale, Marchand, Doyère, Caventou et Réveil, Lecanu, Millon, Commaille, Haidlen à 47^g,4 par litre, et la moyenne de celle du lait de chèvre à 48^g,9. Cette substance est donc au moins en poids égal dans le lait de chèvre et dans celui de vache.

Mais de tous les laits, le plus variable est sans contredit celui de femme ; et à son égard, on n'est d'accord que sur une seule chose : c'est qu'il est très sucré.

« Le lait de femme, dit M. Foussagrives (ouvrage cité), il est à « peine besoin de le dire, est celui qui présente le plus de variété « dans les proportions relatives des éléments qui le constituent ; « particularité dont on se rend aisément compte par la mobilité « des conditions physiologiques, la nourriture très variée, l'in- « fluence des passions, etc. »

J'en ai cité un exemple remarquable emprunté à Doyère.

D'après huit analyses, dues à différents auteurs, on peut conclure que le lait de femme contient :

	Moyenne.	Minimum.	Maximum.
Beurre	35,8	25,0	57,0
Caséine	17,5	3,2	34,0 (2)
Lactalbumine	5,2	0,9	13,0
Lactine	66,6	48,0	77,0
Cendres	2,5	1,8	2,6
	127.6		

Ce qui m'a toujours beaucoup étonné, c'est qu'on admette que le lait d'ânesse se rapproche tout à fait de celui de femme.

(1) Cet habile chimiste a dit que le lait de brebis, qui sert à la préparation du fromage, contient peu de matières grasses, car le caséum égoutté, dont on fait usage pour la préparation de la pâte, n'en renferme que 2 à 3 pour 100 (page 782). Cela me parait impossible si le lait n'a pas été écrémé avant l'addition de la présure. En admettant 40 grammes de caséine par litre, ce lait ne contiendrait alors que des traces de beurre. Le lait de brebis est au contraire fort riche en matière grasse.

(2) Droyère a trouvé : caséine = traces et 34,4 : j'ai trouvé 3,17.

Le lait d'ânesse a la composition suivante, d'après neuf analyses dues à MM. Henry et Chevallier, Péligot, Doyère, Quevenne, Boussingault, Besnou (1), Commaille (2) :

	Moyenne.	Minimum.	Maximum.
Beurre	8,1	0,8	15,0
Caséine	12,2	0,9	22,2
Lactalbumine	11.0	3,8	15,5
Lactine	65,2	60,8	73,2 (3)
Cendres	3,5	2,8	4,8
	100,0		

Comparons maintenant les moyennes des deux laits de femme et d'ânesse, nous aurons :

	Lait de femme.	Lait d'ânesse.
Beurre	35,8	8,1
Caséine	17,5 } 22,7	12,2 } 23,2
Lactalbumine	5,2	11,0
Lactine	66,6	65,2
Cendres	2,5	3,5

Ce sont deux laits très sucrés ; mais le sucre est le principe le moins important du lait, puisqu'on peut facilement y suppléer, et s'il varie peu dans celui d'ânesse, il varie beaucoup dans celui de femme. Les principes albuminoïdes sont presque identiques *quant au poids*, mais ils sont soumis à de grandes oscillations dans les deux laits, surtout chez la femme. Quant à la matière grasse, qui donne beaucoup de chaleur, mais qui est souvent indigeste, il y en a de quatre à cinq fois plus dans le lait de femme que dans celui d'ânesse. C'est probablement à cette différence très notable et caractéristique qu'il faut attribuer la facile digestion du lait d'ânesse.

Comme conclusion générale, il faut admettre que le lait est un liquide éminemment variable, même en l'examinant chez le même animal. On ne peut donc raisonnablement admettre que

(1) Analyse rapportée par M. Fonssagrives : il n'y est pas fait mention de l'albumine.

(2) Cette ânesse appartenait au duc de Malakoff ; son lait servait à l'alimentation de la petite-fille du maréchal. Il contenait : beurre = 9,4 ; caséine = 2,6 ; lactalbumine = 11,8 ; lactoprotéine = 3,3 ; lactine = 60,8 ; acides organiques = 1,15 ; cendres = 4,8.

(3) La lactine paraît peu varier dans le lait d'ânesse : 65,2 est la moyenne de 60,8 ; 61,43 ; 64,0 ; 60,8 ; 72,6 ; 64 ; 73,0.

des laits seront adultérés parce qu'ils s'éloigneront d'un type même résultant d'une étude approfondie. Cela ne peut s'appliquer qu'aux laits de même sorte, provenant de la même contrée et produits par une nourriture identique chez des animaux de même race. *Il est impossible de dire ce que doit être un lait normal.*

Mais on sait aujourd'hui que le lait de vache contient :

1° Du beurre, — reconnu de toute antiquité :

2° Du sucre de lait ;

3° Deux caséines { l'une dissoute, { **Mrs Millon et Commaille** / l'autre en suspension, / **et aussi Berzélius.**

4° De la lactalbumine, — signalée surtout par M. Lassaigne ;

5° De la lactoprotéine, — découverte par MM. Millon et Commaille ;

6° De l'urée, signalée par M. J. Lefort ;

7° De la créatine, — signalée par M. Commaille ;

8° Des matières minérales ;

9° Des matières odorantes, — isolées par MM. Millon et Commaille ;

11° Des acides organiques non parfaitement connus ;

12° De l'eau.

Les matières minérales donnent par la calcination des cendres qui sont composées d'après MM. Pfaff et Schwartz de :

Phosphate de chaux		1,805
Id.	de magnésie	0,170
Id.	de fer	0,032
Id.	de soude	0,225
Chlorure de potassium		1,350
Soude		0,115
		3.697

Pour 100 grammes de lait.

Marseille — Typ. et Lith. CAYER ET Cie, rue Saint-Ferréol, 57.